AF384730

DE LA

MÉTHODE EN THÉRAPEUTIQUE

PAR

M. LE DOCTEUR E. BIÉCHY

DU LOGELBACH,

lu à la Société médicale du Haut-Rhin, dans sa séance du
7 octobre 1860.

> Il faut suivre avec prudence et circonspection la
> route de l'induction ; c'est la seule méthode qui
> puisse faire faire des progrès à la philosophie de
> la nature, mais jusqu'à ce jour elle a été totale-
> ment négligée ; la faire connaître et l'enseigner,
> tel est le but vers lequel tendaient les efforts de
> Bacon (SPRENGEL, *Histoire de la médecine*).

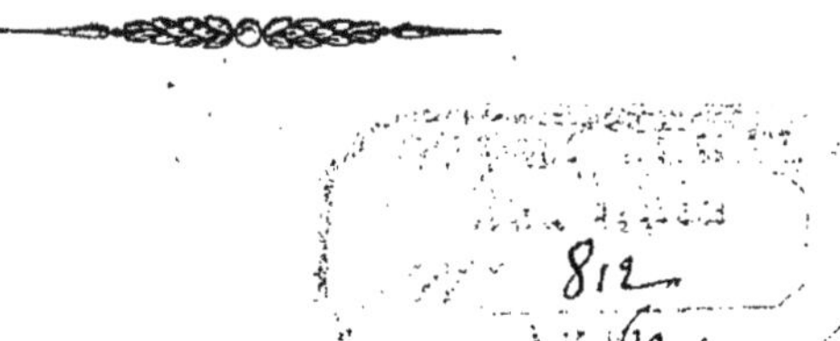

STRASBOURG,

IMPRIMERIE DE G. SILBERMANN, PLACE SAINT-THOMAS, 5.

1861.

A MONSIEUR LE PRÉSIDENT ET A MESSIEURS LÈS MEMBRES

DE

L'ACADÉMIE DE MÉDECINE.

J'ai essayé de ramener les problèmes que soulève la thérapeutique à une question de méthode.

Cette question, je la soumets à un principe suprême de décision et dont l'arbitrage offre la triple garantie de la compétence, de l'impartialité et de l'indépendance.

Qu'on me permette de rappeler ici le noble langage d'un écrivain allemand qui, faisant allusion aux opinions destinées à triompher tard, a dit ces belles paroles : « Je placerai mon navire sur le promontoire le plus élevé du rivage et j'attendrai que « la mer soit assez haute pour le faire flotter. »

J'attendrai, Messieurs, votre décision avec respect et confiance.

E. BIÉCHY.

MÉTHODE EN THÉRAPEUTIQUE.

*La méthode expérimentale et la thérapeutique française.
— Point de départ **dynamiste** de la méthode expérimentale. — Point de départ **mécaniste** de la
thérapeutique française Impuissance de sa méthode. —
L'école italienne moderne ou **dynamique** réformée.*

I.

Frappés des dangers spéciaux que présente l'esprit
de système dans l'art de guérir, les thérapeutistes n'ont
pas cru pouvoir pousser trop loin la circonspection.
Avides de certitude, ils ont pris le parti de nier tout ce
qui dépasse la portée de la pure expérience. A leurs
yeux il n'y a de réel et d'incontestable que les faits qui
nous sont donnés directement par le témoignage des
sens.

D'illustres exemples, qu'ils pensaient trouver dans la
chimie, dans la physique, dans l'histoire naturelle,
étaient bien propres à faire entrer les thérapeutistes
dans cette voie. Ces sciences doivent, en effet, à la méthode expérimentale la sûreté de leurs procédés, la
fécondité de leurs découvertes, l'inépuisable richesse
de leur développement; elles lui doivent la clef du

langage de la nature, l'interprétation et l'intelligence des faits, la connaissance des lois du monde inorganique.

La thérapeutique avait le droit d'espérer le même succès de l'application de cette méthode à l'objet de ses études ; mais les résultats auxquels elle est arrivée sont loin de répondre à son attente. Malgré la puissance des moyens dont elle dispose, malgré le zèle et la distinction des esprits qui lui ont donné leurs soins, la thérapeutique n'a su revêtir aucun des caractères des sciences organisées.

Chacune de ces sciences forme un ensemble de vérités disposées selon des lois inflexibles, embrassant tous les faits d'un même ordre, et s'imposant à toute intelligence avec une autorité souveraine. La thérapeutique, au contraire, qui a recueilli un nombre infini de faits, n'a pu encore en dégager une conclusion définitive, une loi ou un précepte d'une autorité incontestable, soit qu'elle se méfie de la valeur de ses observations, soit qu'elle appréhende que des faits nouveaux ne viennent infirmer la valeur de conclusions prématurées. Elle est tout entière sujette à caution. Chaque maître a ses doctrines et ne voit nulle part de lumière préférable à celle qu'il trouve dans son expérience et dans son jugement. On dit avec beaucoup de raison : *ma thérapeutique*, mais personne ne s'est jamais avisé de dire : *ma géométrie, ma physique, ma vérité.* C'est qu'il y a dans ces sciences, comme dans la vérité, quelque chose d'universel et d'impersonnel qui jusqu'à ce jour a manqué à toutes les doctrines de la thérapeutique.

Cependant la méthode expérimentale est évidemment la seule qu'il convienne d'appliquer à la thérapeutique ;

et si cette étude n'est pas encore parvenue à s'organiser comme science, cet échec ne peut venir que de l'une des deux causes suivantes :

Ou la méthode expérimentale est impuissante en thérapeutique, ou elle est mal appliquée.

Dira-t-on qu'elle est impuissante; que les objets embrassés par la thérapeutique sont trop variés pour se laisser systématiser? Ou bien que telle est la complexité et l'instabilité de ces objets qu'ils se refusent à se laisser formuler en lois ou enfermer dans les cadres inflexibles d'une classification scientifique? Que la thérapeutique est une affaire de tact, de discernement, d divination, qui ne s'apprend qu'au lit du malade, par une longue et toute personnelle expérience?

Mais d'abord il n'y a rien d'insaisissable ou de mystérieux dans l'objet des études cliniques, puisque, dit-on, l'expérience finit par en donner la clef.

D'autre part, la multitude et la complexité des objets qu'elle embrasse n'est pas plus grande que celle des autres phénomènes de la nature que la méthode expérimentale a soumis à ses classifications et dont elle a découvert les lois.

Enfin, il n'y a pas plus loin de l'action d'un remède à celle d'un autre que de la chute d'un grain de sable aux mouvements des corps célestes; et pourtant la science est parvenue à ramener ces deux effets à une même cause, à les expliquer par une même loi.

Ajoutera-t-on que si les lois physiologiques sont stables, les lois pathologiques sont instables, capricieuses, et qu'il serait illogique d'inférer des unes aux autres? Ce serait là entièrement méconnaître ce que l'observation de tous les temps enseigne sur la genèse, la marche et la terminaison des maladies et dont la régularité suppose précisément l'intervention de lois dont la connaissance et la fixité font toute la certitude de la thérapeutique.

L'objet des études du thérapeutiste ne présente donc pas des difficultés invincibles, ni des faits plus nombreux, plus variés, plus complexes ou moins stables que ceux des études du physicien ou de l'astronome, et le médecin ne peut être admis à rejeter l'imperfection de l'art de guérir sur l'impuissance de la méthode expérimentale en présence des difficultés particulières qu'il rencontre dans l'objet de son art.

II.

L'efficacité de la *méthode expérimentale* est incontestable dans toutes les matières qui tombent sous l'observation; l'exemple de la physique, de la chimie, de l'histoire naturelle l'atteste suffisamment; si donc la thérapeutique n'est pas arrivée aux mêmes résultats elle doit s'en prendre uniquement à l'usage qu'elle a cru devoir faire de cette méthode.

On ne saurait se dissimuler en effet les différences profondes qui séparent les procédés de la thérapeutique de ceux des autres sciences naturelles.

Les procédés de la méthode expérimentale, telles que l'appliquent ces sciences, sont de deux espèces bien distinctes et dans lesquelles la part de l'esprit humain est loin d'être la même.

Quelque chose que l'homme veuille connaître, quelque science qu'il veuille acquérir, c'est toujours une réalité, un fait qu'il faut étudier en lui-même et décrire

d'abord avant de songer à l'expliquer. L'étude et la
connaissance de ce fait, voilà ce qu'on nomme *l'expérience*. L'expérience est le point de départ de la
science, mais elle n'est pas la science : elle est la per-
ception et la connaissance d'un fait dont la science est
l'explication. Expliquer un fait c'est en déterminer la
cause et la *loi*.

Pour élever la connaissance du fait à la hauteur de
la connaissance scientifique, il faut un autre ordre
de procédés.

L'observation ne nous donne que la variété infinie du
spectacle de la nature. L'esprit, que cette variété accable
d'abord, y introduit l'unité qu'il conçoit, qu'il cherche
partout, qu'il désire au point de l'imaginer quand il ne
la découvre pas assez tôt au gré de son impatience. De
là les hypothèses, l'opposé extrême de l'empirisme.
Mais l'hypothèse n'est que le fantôme de la science,
comme l'empirisme n'en est que le début avorté. La
science est bien une création de l'esprit à la recherche
de la vérité; mais cette création n'a rien de capricieux
ou d'arbitraire; elle est soumise à des conditions sé-
vères, à des lois inexorables. Connaître une chose
d'une manière scientifique c'est en connaître la cause,
et l'esprit introduit l'unité dans la variété infinie des
faits de la nature en les groupant par la pensée autour
de leurs causes, en rattachant plusieurs faits à une
cause commune.

Pour arriver à cette unité l'esprit part de ces deux
principes proclamés par la raison universelle et sans
lesquels il n'y a point de science expérimentale possible :
1° *Que tout fait qui se produit a une cause*, c'est-à-dire
est produit par une force; 2° *que cette force agit d'une*

manière constante, uniforme, quelle que soit la variété apparente de ses effets et des circonstances dans lesquelles elle intervient.

Ces principes sont le point de départ de toute science expérimentale. Il serait en effet inutile d'expérimenter, impossible de raisonner sur les faits qui font l'objet de ces sciences si l'on n'avait pas pour certitude première, acquise, la permanence des propriétés des corps.

L'esprit, placé en présence des faits qu'il se propose d'étudier et de ramener à l'unité scientifique, suppose donc et ne peut pas ne pas supposer que ces faits sont produits par une cause et que cette cause agit d'une manière uniforme et constante. La connaissance de cette cause et de cette manière d'agir est l'explication qu'il cherche pour les faits en question.

La cause lui est donnnée en même temps que le fait, par une supposition naturelle et fatale qui force l'esprit à reconnaître la présence d'une *force* dans toute production de phénomène.

Mais il n'en est pas de même de la manière d'agir de cette force dont l'uniformité ne se révèle que dans l'observation de ce qu'il y a de permanent et d'essentiel dans les circonstances qui accompagnent la production du phénomène. Le travail de l'esprit à la recherche de la vérité consiste donc à déterminer ces circonstances pour chaque fait, à éliminer celles qui sont accidentelles et à classer les autres d'après leur degré d'importance, de fixité, de constance.

Il arrive ainsi à déterminer la manière d'agir de la force, *sa loi*. Cette découverte est à proprement parler le résultat des trois opérations successives, pour lesquelles le père de la méthode expérimentale, Bacon, voulait que l'on dressât autant de tables, sous les noms de *Table de présence*, *Table d'absence* et *Table de comparaison*.

Le point de départ de l'esprit dans ces opérations, c'est donc la supposition de l'existence de *forces* invisibles et soumises à des lois; son but, la découverte de ces *lois;* son moyen, l'observation des signes sensibles par lesquels elles se manifestent.

Telle est la manière dont il procède pour découvrir et constater les *lois* de la nature, pour introduire l'unité scientifique dans la diversité infinie des faits; telle est en un mot la *méthode expérimentale*, la *méthode inductive*, que suivent les sciences naturelles, et à laquelle elles doivent la sûreté de leurs procédés, la précision et la certitude de leurs résultats, l'inépuisable fécondité de leurs découvertes.

Toute la vertu de cette méthode gît dans la double hypothèse qui lui sert de point de départ, à savoir : *que tout fait qui se produit, a une cause, et que cette cause est soumise dans son action à des règles invariables, quelles que soient les circonstances dans lesquelles elle intervient.* Ces règles étant constantes et toujours les mêmes, elles peuvent être découvertes dans chacune de ces circonstances. Elles peuvent donc être obtenues au moyen d'un petit nombre d'observations, voire même d'une seule. Une seule observation bien faite est un effet démonstratif dans toute la rigueur du mot, la nature agissant toujours d'après les mêmes lois, dans la millième expérience comme dans la première.

C'est ainsi que l'esprit peut appuyer légitimement sur l'observation d'un très-petit nombre de faits, des conclusions qui embrassent la nature entière. *L'induction* doit cette vertu à la double hypothèse qui lui sert de point de départ ; mais cette hypothèse écartée, la puissance de l'induction s'évanouit, ou plutôt il n'y a plus d'induction possible.

Il ne reste plus alors de possible que la constatation et la classification des faits et des changements apparents des corps. Il n'y a plus de lois à découvrir et à déterminer, puisqu'on n'admet plus l'existence de forces, dont l'action invisible et régulière se révèle dans les faits. Les changements apparents des corps ne sont plus pour l'observateur les signes par lesquels cette action des forces se traduit au dehors ; ce ne sont plus que les effets d'une transposition moléculaire, que l'observateur ne peut que constater et ramener arbitrairement à une classification artificielle. Tels sont les seuls procédés légitimes de cette manière d'étudier la nature, qu'on appelle *l'empirisme mécaniste,* et qui consiste à s'en tenir rigoureusement aux seules données des sens, et à ne voir dans les corps et leurs changements d'état que des agrégations et des transpositions de molécules.

Il n'y a donc à proprement parler que deux manières d'étudier la nature : la *méthode expérimentale* et *l'empirisme mécaniste.* La première a pour point de départ cette double hypothèse : que tout fait est produit par une force, et que cette force est soumise à une loi ; elle a pour caractère l'interprétation dynamiste de la nature ; pour procédé, l'induction, et pour but et pour résultat, la découverte des lois. Toutes les sciences expérimentales partent de la supposition de forces soumises à des lois ; l'existence de ces forces est admise par elle à titre de principe incontestable et indémontrable; le but de leurs efforts, est la découverte des lois de ces forces, et leur moyen, l'observation des phénomènes considérés comme signes de l'action de ces forces. Dans ces sciences, toute observation est démonstrative, parce qu'elle est faite conformément aux lois de l'esprit humain. Elle est de plus définitive, parce qu'elle fait connaître un des procédés invariables de la nature.

III.

La seconde manière d'étudier la nature a pour point de départ ce principe, qu'il n'y a de certain et d'incontestable que ce qui tombe sous les sens. Elle nie l'existence de forces ou de lois ou n'en tient point compte; elle a pour caractère l'interprétation mécaniste de la nature; pour procédé, l'observation pure et simple des faits, et pour but des classifications et des généralisations : c'est la méthode que DESCARTES a appliquée à l'étude du monde physique, méthode que toutes les sciences expérimentales ont rejetées depuis longtemps, et que la thérapeutique seule a conservée et persiste encore à suivre, malgré les plus solennels avertissements.

En effet, technologie, classifications, théorie, tout en médecine porte l'empreinte de ces tendances mécanistes qui se reflètent sur le diagnostic, l'observation clinique, la thérapeutique, et jusque sur les investigations nécropsiques.

Qu'est-ce autre chose qu'une systématisation de connaissances purement empiriques que ces classifications des médicaments *en toniques, astringents, altérants,*

fondants, *irritants*, *évacuants*, *amers*, *etc.*, caractéri-
sations déduites exclusivement des propriétés soit physiques, soit chimiques, soit sensorielles de ces subs-
tances?

Les théories de la *révulsion*, de la *spoliation*, de la
substitution, de la *transposition* ne visent-elles pas également à interpréter les faits thérapeutiques par un
matérialisme systématique et les doctrines chimiatriques,
hématologiques à l'ordre du jour ne sont-elles pas des
expressions marquées de ces mêmes tendances maté-
rialistes?

En matière de diagnostic, l'interrogation de la maladie, est livrée autant que possible aux ressources pu
rement mécaniques, physiques et chimiques, bases
fondamentales du critérium clinique, et qui, dit-on,
peuvent seules donner à la médecine le caractère des
sciences exactes; le toucher, le goût, l'odorat, l'ouïe,
la vue sont savamment mis à contribution; on em-
prunte à la chimie ses réactifs, à la physique ses instruments les plus délicats et tous les moyens d'expéri-
mentation et d'analyse qui ont pour but de compléter
et de préciser l'observation sensible; mais l'instrument
sublime avec lequel on remonte des effets apparents
aux causes et aux lois, est méconnu, frappé de suspi-
cion par la médecine réputée positive, exacte, toute
confinée dans le domaine des sens.

La prétention hautement professée de n'admettre
pour vrai que ce qui frappe les sens et de ne reconnaître
aucune vérité supérieure aux faits, caractérise également la pathologie : ainsi, il est de précepte dans
l'exercice clinique de rechercher la loi des phénomènes
morbides, moins dans l'analyse des troubles fonction-

nels ou dynamiques, que dans l'examen des altérations
organiques ou statiques, des solides et des liquides.
Le principe de toute maladie réside nécessairement
dans l'une ou l'autre de ces lésions, qui officient dans
sa genèse comme causes et comme effets ; en d'autres
termes, la maladie n'est que ces lésions elles-mêmes
et qui sont toutes réductibles aux altérations des propriétés mécaniques, physiques et chimiques des solides
et des liquides. « La médecine exacte, dit le plus illustre
de ses représentants, est basée sur les principes de la
mécanique, de la physique et de la chimie du corps
vivant. » C'est pour interpréter ainsi les faits cliniques
que la médecine multiplie et perfectionne ses moyens
d'investigation et d'action, moyens empruntés autant
que possible aux sciences exactes. Cette tendance res-
sort enfin de la méthode qui préside à la formation et
à la vérification des théories, destinées à systématiser
les connaissances acquises par l'observation sensible.
Nous citerons pour exemple les études qui ont servi de
point de départ à l'hématologie moderne et que l'école
positiviste revendique comme un de ses plus beaux
titres de gloire. Dans ces études on s'est élevé, le microscope et les réactifs chimiques à la main, à la connaissance des altérations que le sang présente dans
différentes maladies, sous le triple rapport de ses propriétés physiques, de sa composition chimique et de sa
constitution microscopique. C'est sur ces données qu'on
a fondé une classification nouvelle de maladies réputées
spontanées, *primitives*, du sang, et qu'on a établi les
bases d'une thérapeutique exclusivement humorale... On
pourrait, il est vrai, s'étonner qu'une médecine, qui vise
dans ses déterminations à une exactitude en quelque

sorte mathématique, prenne pour point de départ de ses déductions les données fournies par les altérations du sang ; du sang dont la composition est sans cesse modifiée par l'hématose, les sécrétions et le double travail de l'assimilation et de la désassimilation organique. On se demandera encore s'il est bien physiologique d'isoler ainsi le sang des organes qui le produisent, l'élaborent et le perfectionnent (artères, veines et lymphatiques). Si, enfin, il n'est pas plus logique de voir dans les altérations de ce liquide dans le cours des maladies, un fait secondaire, subordonné à la lésion de la trame vasculaire qui le renferme, le domine et le sécrète, de même que l'altération des sécrétions bronchiques, rénales, intestinales, etc. fixe l'attention sur les organes qui en sont la source. Mais poser de semblables questions c'est, selon l'école positiviste, s'engager dans la voie des abstractions et courir risque de se perdre dans les culminations de l'idéologie.

La thérapeutique accepte sans examen les données d'une pathologie qui répute mystérieux, insaisissable, tout ce qui dépasse le contrôle des sens. Ce serait encore s'engager dans la voie dangereuse des hypothèses que de sortir de la symptomatologie empirique. Le malade est-il faible ? tonique ! a-t-il des douleurs ? anti-algique ! a-t-il la diarrhée ? astringent ! vomit-il ? anti-émétique ! a-t-il froid ? accumulation de calorique !... Remonter à des déterminations pathologiques plus rationnelles pour arriver à des déductions thérapeutiques moins empiriques serait quitter le monde des faits pour monter dans celui des idées, ascension des plus périlleuses !

La même philosophie matérialiste gouverne l'anatomie pathologique. En fidèle secrétaire de la mort, elle ne vise dans ses recherches qu'à constater la partie mécanique, le produit accompli du travail morbide, à enregistrer, en un mot, des faits. L'école positiviste était en droit d'attendre de ses découvertes l'éclatante confirmation de ses doctrines éminemment solidistes, anatomiques, localisatrices. Dans cette intention on s'appliqua avec un soin tout particulier à interroger les altérations appréciables à l'aide des sens, comparativement à l'état sain, le volume, la forme, la consistance, la diaphanéité, la couleur, le mode d'agrégation moléculaire, l'association de chaque tissu ou de chaque organe à des produits de nouvelle formation. On fouilla et l'on scruta du scalpel et du regard tout ce qui était tangible, saisissable, s'attachant avec soin et patience à découvrir dans la matière la loi de tout phénomène morbide. Enfin, on se servit, pour remonter aux éléments primordiaux des altérations pathologiques, de nouveaux instruments d'investigation, du microscope et des réactifs chimiques. L'école *organicienne* a-t-elle retiré de toutes ses recherches nécropsiques une déduction, une seule déduction d'une portée pratique ou d'une valeur scientifique réelle?

La même doctrine matérialiste règne en souveraine, en toxicologie. Le principe d'action des poisons est déduit des effets locaux ou chimico-physiques de ces agents. Et la médication anti-toxique est uniquement fondée soit sur l'évacuation mécanique, soit sur la neutralisation chimique du poison. Placer le principe de l'intoxication dans les troubles fonctionnels consécutifs à l'absorption du poison et prétendre combattre dynamiquement ce dernier, c'est évidemment ne s'attacher qu'à l'état insaisissable de la vitalité, poursuivre le fantôme des forces dynamiques vivantes.

Tout donc en médecine porte le cachet de ce génie qui, sous prétexte d'être exact à l'instar des sciences dites exactes, ne reconnaît de certitude que dans ce qui est accessible aux sens, rejette l'induction dynamiste et condamne la médecine aux procédés de l'empirisme mécaniste.

IV.

Ainsi donc, des deux manières d'observer les phénomènes de la nature par la simple constatation des faits et de leurs changements moléculaires, ou par la supposition de moteurs distincts, invisibles, désignés sous le nom de *forces*, la thérapeutique a adopté la première et repoussé la seconde : or, l'induction, qui est le procédé par lequel l'esprit recherche et découvre les lois de la nature, a pour point de départ nécessaire la supposition de l'existence de ces forces; de sorte que, dès son premier pas, la thérapeutique s'est interdit l'usage de l'induction, l'usage de la véritable méthode expérimentale, l'usage des seuls procédés qui puissent donner une valeur et une portée scientifique à l'observation des faits.

Les classifications et les généralisations, qui sont les seuls procédés légitimes de l'empirisme, ne peuvent jamais être qu'un résumé portant exclusivement sur les faits constatés sans qu'il soit possible d'en tirer aucune conclusion définitive pour les faits non encore observés. La connaissance ainsi obtenue est condamnée par sa nature même à un perpétuel et irrémédiable provisoire. Puis la connaissance de tous les faits possibles ne constituerait pas une science. On n'observe pas pour le stérile et unique objet de constater et de classer des faits, mais bien pour expliquer, interpréter, pour rattacher les faits aux lois qui les régissent. La connaissance de ces lois, voilà la science ; et pour s'élever à cette connaissance, il faut nécessairement recourir à un autre ordre de procédés que ceux consacrés par l'observation empirique. — Tout fait est complexe, en raison des circonstances où il se produit ; il varie d'aspect selon le point de vue sous lequel on le considère, et devient dès lors susceptible d'interprétations variables. Les procédés de l'induction ont pour but et pour vertu de déterminer rigoureusement le point de vue sous lequel seulement l'interprétation peut avoir une valeur et une portée scientifique. Mais la thérapeutique a repoussé l'induction par répugnance pour la notion de force qu'elle emploie et qui en est le point de départ nécessaire. Elle laisse donc l'observateur sans guide et sans motif scientifiques de préférence pour une manière quelconque de constater ou d'interpréter les faits. Il y aura donc autant d'interprétations diverses qu'il y aura d'observateurs indépendants, et toutes ces interprétations se vaudront, étant toutes également étrangères aux procédés scientifiques. De là cette impuissance de la thérapeutique à enchaîner les faits à des principes stables, et l'insuffisance de toutes les hypothèses qu'elle évoque alternativement et dont le conflit perpétuel est si préjudiciable à la dignité de la médecine. On ne transgresse pas impunément les lois de la raison ; on ne fait pas sa part à la nature. La thérapeutique s'est détournée de la voie sûre et féconde que lui traçait l'induction dynamiste, et elle porte la peine de son erreur dans l'instabilité de ses doctrines. Telle est la conséquence de la philosophie des sensations, qui forme le dogme fondamental de l'empirisme et qui place dans le témoignage des sens le principe de toute certitude, la règle infaillible du vrai. Chacun peut dès-lors juger à sa manière et s'écrier : de quel droit m'imposerait-on des règles que ma sensation personnelle repousse? Si vous trouvez au seigle ergoté une propriété hémostatique, moi je lui en trouve une emménagogue; si quelques-uns le caractérisent d'abortif, d'autres le qualifient d'anti-abortif. Ceux-ci veulent qu'il soit stimulant, ceux-là voient en lui un contre-stimulant. Voilà donc l'empirisme conduit à assigner à une même substance les propriétés les plus variables et les plus contradictoires ! Et cependant la raison universelle nous dit que les propriétés intrinsèques de la matière étant fixes, constantes, le principe d'action d'une substance doit être invariable. — Ainsi, le même fait, eu égard aux circonstances où il se présente, revêt pour l'empirisme des caractères différents et devient susceptible d'une définition toute nouvelle. De là ce chaos indéchiffrable des classifications pharmacologiques et cette tendance qui porte en thérapeutique à généraliser toute particularité. — C'est que l'observation empirique livre l'appréciation des faits à l'arbitraire discrétion de l'appréciateur : elle vaut ce que vaut celui-ci, et l'on a alors ces étranges criterium de l'*expérience* et de l'*autorité* personnelles, fantômes inconnus dans les sciences organisées, ombres importunes que la thérapeutique essaie en vain d'écarter et qu'évoque sans cesse à son encontre le vice de sa méthode. C'est encore en vain que, dans sa détresse, elle appelle à son secours les sciences naturelles et qu'elle ouvre largemement carrière aux interprétations empruntées à la chimie, à la physique ou à la mécanique; bien que ces sciences soient précisément fondées sur les principes de *l'induction dynamiste* que la thérapeutique repousse, les produits hybrides sortis de son alliance avec ces sciences témoignent suffisamment des dangers inhérents à ce genre de promiscuité. Aussi, malgré tous les hommages que la thérapeutique ne cesse de rendre à ce qu'elle désigne du nom de *méthode expérimentale*, *de méthode inductive*, n'est-elle arrivée à la découverte d'aucune loi, d'aucun principe, d'aucun précepte, d'une valeur et d'une portée vraiment scientifique. Privée du fil conducteur de l'induction dynamiste, livrée aux guides trompeurs de *l'expérience* et de *l'autorité*, elle erre au hasard dans le dédale de l'empirisme mécaniste, et n'a d'exact que des faits que chacun interprète arbitrairement, et de positif que le scepticisme, qui est la religion de la majorité de ses adeptes.

V.

A lire les livres de thérapeutique, on ne se douterait pas que le *dynamisme* règne sans partage et sans contestation dans la physique, dans la chimie, dans toutes les sciences naturelles; on ne se douterait pas davantage qu'il existe une méthode spéciale pour l'interprétation des faits, méthode signalée il y a plus de deux mille ans par HIPPOCRATE, décrite par ARISTOTE, codifiée par le chancelier BACON, méthode à laquelle GALILÉE, LEIBNITZ, NEWTON ont rendu les plus éclatants hom-

**

mages, et qui a produit les merveilleux résultats qui font la puissance et la gloire des sciences naturelles. Toutes ces sciences sont *dynamistes:* la thérapeutique seule fait exception dans cet hommage universel rendu à la vraie méthode expérimentale, telle que l'ont conçue et appliquée ses illustres organisateurs.

Aussi la thérapeutique n'a-t-elle pas suivi le progrès général : elle en est encore à chercher sa méthode et son organisation, et, malgré toutes les ressources dont elle dispose, malgré un concours exceptionnel et presque unique d'hommes distingués qui lui ont consacré leurs travaux, elle n'a pu jusqu'ici aboutir à une seule vérité universellement reconnue. Privée du secours de la méthode expérimentale, réduite à un stérile empirisme ou à un dogmatisme plus dangereux encore, enfermée dans les étroites limites du mécanisme cartécien que toutes les sciences ont depuis longtemps abandonné, elle n'est sortie que du côté de la forme des langes du moyen âge.

Elle n'en sortira complétement que du jour où, renonçant à une méthode impuissante, elle entrera enfin dans les voies fécondes et sûres ouvertes à l'esprit humain par l'induction dynamiste. Cette réforme a d'ailleurs déjà été tentée, accomplie avec un succès incontestable par une école de thérapeutistes éminents qui sont aujourd'hui l'honneur de l'Italie médicale. Depuis un demi-siècle les travaux des successeurs des MORGAGNI, des RASORI, des THOMASSINI, des GIACOMINI, et, dans des temps plus rapprochés et avec non moins d'éclat, les travaux du docteur ROGNETTA et du professeur DIEU n'ont eu au fond d'autre objet que d'opérer cette grande révolution dans la thérapeutique et de substituer à la vieille et impuissante méthode de l'empirisme mécaniste la méthode expérimentale telle que l'ont entendue tous les organisateurs des sciences et telle que l'appliquent toutes les branches de la nature, la thérapeutique seule exceptée.

Les maîtres italiens se sont efforcés d'appeler l'attention des médecins sur l'extrême et capitale importance de la notion de *force* dans l'explication des faits cliniques et thérapeutiques. Bien que leur voix n'ait encore trouvé que de rares échos en deçà des Alpes, les immenses travaux de ces savants n'en sont pas moins la pierre d'attente et le fondement de la vraie médecine; non parce qu'ils ont établi définitivement les principes d'une pharmacologie et d'une thérapeutique rationnelles, mais uniquement parce qu'ils ont assigné à la thérapeutique son véritable point de départ, cette interprétation dynamiste des faits qui a si fort effrayé les médecins par sa prétendue hardiesse, et qui, méconnue par eux, les a empêchés de se servir de la méthode inductive, à l'instar des sciences naturelles constituées.

Mais, tout en reconnaissant l'immense service que *l'école italienne* a ainsi rendu à la thérapeutique, il faut convenir qu'elle n'a peut-être pas assez mis en relief le véritable caractère du problème qu'elle soulevait. Ce problème est complexe, en effet, et porte à la fois sur le *point de départ* et sur la *méthode* de la science.

La nouvelle école a pour point de départ le *dynamisme* (notion de forces et de lois), et pour méthode les procédés de l'*induction* tels que nous venons de les formuler et qu'ils sont usités dans toutes les sciences naturelles. Il y a entre l'induction et le dynamisme une solidarité si étroite que l'une présuppose nécessairement l'autre. L'induction n'est en effet possible et applicable qu'avec le dynamisme, et l'esprit humain est constitué de telle façon qu'il ne peut pas ne pas l'introduire dans l'étude de la nature du moment qu'il prend le dynamisme pour point de départ. Or, ce rapport intime entre l'induction et le dynamisme n'apparaît pas avec une clarté suffisante dans les écrits des maîtres de l'école italienne, tout leur effort ayant porté sur la nécessité de substituer le dynamisme au mécanisme en matière thérapeutique. Ils ont fait ressortir avec un rare talent, avec une force incomparable, l'importance et la nécessité de cette substitution; ils en ont tiré toutes les conséquences avec cette logique, cette sagesse et cette inépuisable fécondité qui caractérisent l'aperception de la vérité. Mais ils ne se sont pas assez attachés à faire voir que ce changement dans le point de départ en entraînerait nécessairement un autre dans la manière d'observer et d'analyser les faits, et qu'il avait pour conséquence inévitable la substitution de la *méthode inductive* à la *méthode de généralisation*. Révolution véritable en matière thérapeutique, et qui ne tend à rien moins qu'à élever cet art au rang des sciences exactes et à donner à ses enseignements cette impersonnalité, cette universalité et cette certitude qui caractérisent ces sortes de sciences.

Là est le secret des enseignements de cette école. Les maîtres italiens ont renouvelé la face de la toxicologie, ils ont bouleversé et rectifié toutes les idées admises sur l'action des médicaments; ils ont créé une thérapeutique nouvelle, qui est à l'ancienne ce que la chimie moderne est à la science des PARACELSE et des VAN HELMONT.

Mais le trait caractéristique de la grande réforme, dont les maîtres italiens ont été les promoteurs ne réside pas dans la nouveauté de leurs théories, dans les savantes et ingénieuses interprétations qu'ils donnent des effets des médicaments, dans la découverte des lois qui régissent l'action des remèdes, dans les heureuses et admirables applications qui se déduisent de leurs préceptes; ce sont là sans doute des titres glorieux. Le trait caractéristique de cette révolution réside dans le fait le plus simple, le plus profond, le plus radical qui se puisse concevoir dans le domaine de la science : dans le changement du point de départ et dans le changement de la méthode, à savoir : la double substitution du dynamisme et de l'induction à l'empirisme mécaniste.

Tel est, dans son acception la plus élevée, le sens véritable de la révolution accomplie par les réformateurs italiens. Telle est la pensée mère de la *doctrine italienne*, l'idée au triomphe de laquelle travaillent depuis plus de cinquante ans ' plusieurs générations d'hommes éminents et par leur intelligence et par leur dévouement aux nobles intérêts de la science. Le fait que tend à consacrer la réforme italienne porte donc, nous le répétons, non sur la production de théories nouvelles, mais bien sur les fondements mêmes de la connaissance, sur les principes constitutifs de la thérapeutique : le *dynamisme* pour *point de départ*, et les *procédés* de la philosophie inductive pour *méthode*. Voilà les deux principes culminants qui caractérisent réellement la doctrine italienne, qui en résument, qui en formulent tout le génie. Cette double donnée fournie et acquise, la thérapeutique est constituée comme science. *Novus rerum nascitur ordo.*

Maintenant qu'on détourne, si l'on veut, les regards
du solide édifice dont les réformateurs italiens ont été
les architectes, les fondations du monument n'en res-
teront pas moins, parce que ce sont là les assises iné-
branlables et impérissables de la vraie science. Les chefs
de l'école italienne ont établi une doctrine complète
sous le triple rapport de la philosophie, de la théorie
et de la pratique. Ils ont fait pour la thérapeutique ce
que BACON, GALILÉE et NEWTON ont fait pour les autres
parties de l'étude de la nature : ils l'ont complétement
renouvelée.

L'audace de cette entreprise leur a-t-elle paru trop
grande, et ont-ils reculé comme LEIBNITZ qui, décou-
vrant le calcul différentiel, s'arrête effrayé en ti ouvant
l'infini au bout de ses formules? Ou bien, comme les
plus grands inventeurs, n'ont-ils pas eu une conscience
bien précise de toute la portée de leur découverte et
ont-ils laissé à leurs disciples le soin de la mettre dans
son vrai jour? Quoi qu'il en soit, on ne peut méconnaître
que ces savants, dans l'exposition de leur doctrine, ne
laissent un peu dans l'ombre le vrai caractère du changement qu'ils opèrent dans la méthode, et paraissent
moins préoccupés de signaler leur découverte dans sa
lumineuse et féconde simplicité que d'en développer les
plus heureuses conséquences, en donnant le modèle et
les préceptes d'une thérapeutique rationnelle fondée
sur les principes du dynamisme. Il en est résulté que
le caractère de leur œuvre n'est pas apparu dans sa
grandeur réelle; qu'eux-mêmes, comme bien des inventeurs parmi les plus illustres, ont peut-être fini par
le perdre de vue, et, en tout cas, que les médecins
français se sont entièrement mépris sur la valeur et la

portée de la révolution médicale dont la péninsule italique a été le théâtre. Ils n'ont vu dans la doctrine italienne qu'une nouvelle hypothèse à l'ordre du jour, et, hypothèse pour hypothèse, ils ont naturellement trouvé plus commode de s'en tenir aux anciennes.

L'école italienne a mis l'art de guérir sur la voie de la vraie science ; mais l'empirisme mécaniste a jeté de si profondes racines dans la thérapeutique française que l'importauce de cette grande et solennelle découverte eût été méconnue, alors même que les maîtres italiens n'eussent rien négligé pour la mettre en relief, d'autant plus que, par sa nature même, leur doctrine porte en elle des causes inévitables de défaveur. Austère, profonde et fortement liée dans toutes ses parties, elle heurte toutes les idées généralement reçues sans avoir cependant rien de ce qui donne de la vogue. Les questions qu'elle soulève ne sont nullement à la portée du vulgaire. Comme nous l'avons dit, il s'agit de substituer à l'empirisme mécaniste l'interprétation dynamiste des faits thérapeutiques et cliniques. Question grave, sérieuse, quasi-métaphysique et intelligible seulement aux hommes préparés à de telles études. En sorte que le premier obstacle que rencontre l'école italienne se trouve dans la nature même du problème qu'elle résout et qui froisse toutes les idées à l'ordre du jour.

Mais la science ne tient pas compte de telles considérations : elle est absolue et n'admet aucune transaction avec l'erreur et les mauvaises méthodes. Quoi qu'il en puisse donc coûter à la thérapeutique française, il faudra bien que tôt ou tard elle reconnaisse qu'elle s'est fourvoyée, que sa méthode n'a rien de commun avec la méthode expérimentale, et que, si elle veut enfin prendre la place qui lui est réservée à la tête des sciences naturelles, elle doit renoncer à son empirisme mécaniste pour adopter le point de départ du dynamisme et la méthode d'induction, telle que l'ont décrite tous les grands organisateurs des sciences, et comme l'ont fait ces maîtres italiens dont on essaierait en vain d'étouffer la voix. « *La science et l'intelligence ne trompent et ne meurent jamais.* »

9 782014 095524